Akhil Anton Joy
Pradeep Raghav
Kumar Amit

MOPs REPETIDOS VERSUS ABORDAGEM DUAL EM ORTODONTIA ACELERADA

Akhil Anton Joy
Pradeep Raghav
Kumar Amit

MOPs REPETIDOS VERSUS ABORDAGEM DUAL EM ORTODONTIA ACELERADA

Uma análise

ScienciaScripts

Imprint
Any brand names and product names mentioned in this book are subject to trademark, brand or patent protection and are trademarks or registered trademarks of their respective holders. The use of brand names, product names, common names, trade names, product descriptions etc. even without a particular marking in this work is in no way to be construed to mean that such names may be regarded as unrestricted in respect of trademark and brand protection legislation and could thus be used by anyone.

Cover image: www.ingimage.com

This book is a translation from the original published under ISBN 978-620-8-11714-6.

Publisher:
Sciencia Scripts
is a trademark of
Dodo Books Indian Ocean Ltd. and OmniScriptum S.R.L publishing group

120 High Road, East Finchley, London, N2 9ED, United Kingdom
Str. Armeneasca 28/1, office 1, Chisinau MD-2012, Republic of Moldova, Europe
Printed at: see last page
ISBN: 978-620-8-24974-8

MOPs REPETIDOS VERSUS ABORDAGEM DUPLA EM ORTODONTIA ACELERADA"

LISTA DE CONTEÚDOS

Introdução

A duração do tratamento ortodôntico é um fator importante tanto para os ortodontistas como para os seus pacientes. Reduzir o tempo de tratamento é uma das questões mais desafiantes em ortodontia. Isto porque, o aumento da duração do tratamento tem sido associado a um maior risco de cáries, problemas periodontais, dor prolongada, bem como um maior risco de reabsorção radicular[1] . Para combater isso, muitas tentativas têm sido feitas nos últimos anos para acelerar o movimento dentário ortodôntico usando abordagens invasivas (cirúrgicas) e não-invasivas (estimulação farmacológica e física), juntamente com a mecânica ortodôntica convencional.[2]

As abordagens cirúrgicas, como a corticotomia e as punções ósseas ultra-sónicas piezoeléctricas, estimulam a taxa de movimentação dentária ortodôntica. A corticotomia cirúrgica é uma das técnicas mais populares e amplamente utilizadas para acelerar a movimentação dentária ortodôntica, manipular a ancoragem, facilitar a intrusão de molares e a distalização de molares[3] . Os métodos cirúrgicos têm sido utilizados há muito tempo para acelerar a movimentação dentária. Estes métodos foram baseados no princípio de que quando o osso é irritado cirurgicamente, inicia-se uma cascata de inflamação que provoca um aumento da osteoclastogénese, causando assim um movimento dentário mais rápido (Fenómeno Aceleratório Regional) [4]

Apesar de todos estes factos, a corticotomia e outras abordagens cirúrgicas são procedimentos invasivos que podem causar alguns efeitos secundários, tais como hemorragia pós-operatória, dor e um impacto negativo na qualidade de vida do doente[5] . Por conseguinte, surgiram novos procedimentos minimamente invasivos, como a piezocirurgia, a fibrootomia, as micro-osteo-perfurações, etc., que alcançam os mesmos resultados que a corticotomia convencional, mas com menor invasividade e morbilidade[6] . Alikhani *et al.* realizaram estudos em modelos animais (ratos) e ensaios clínicos em humanos sobre o tratamento com MOPs e concluíram que a MOP aumentou significativamente a protracção dos molares com um aumento concomitante da osteoclastogénese, da expressão de citocinas inflamatórias e da remodelação do osso alveolar. Em ratos e humanos, -foi observado um aumento na taxa de retração canina concomitante com o aumento dos níveis do Fator de Necrose Tumoralα -(TNFα-) e da interleucina 1beta -(IL1β-) no fluido crevicular gengival[7]

Foi também demonstrado que a estimulação mecânica ou física do ligamento periodontal aumenta a velocidade da remodelação óssea. Foram utilizados muitos métodos para este efeito, entre os quais o laser e a vibração apresentaram resultados promissores.[6]

Os métodos não invasivos incluem a injeção de prostaglandina E e vitamina D, estimulação eléctrica e magnética, injecções de medicamentos com hormona paratiroideia, misoprostol (análogo da prostaglandina E1), relaxina, laser de baixa energia e escovas de dentes vibratórias[8]

Desde o desenvolvimento do primeiro LASER por Maiman em 1960[9] , o interesse dos dentistas pelos lasers tem sido grande, e continuam a ser feitas investigações sobre formas de melhorar o tratamento dentário através da aplicação do laser. A natureza conveniente e versátil do dispositivo a laser tem incentivado os ortodontistas a utilizá-lo em diversas aplicações, como em procedimentos de diagnóstico, prevenção de lesões de manchas brancas, descolagem de braquetes e procedimentos cirúrgicos menores, como gengivectomia e frenectomia.

Além disso, a terapia com laser suave é uma categoria especial de aplicação de laser no tratamento ortodôntico. É conhecida como terapia a laser de energia de baixo nível (LLLT) ou terapia a laser frio. A descoberta do efeito bioestimulador do LLLT em 1967 abriu caminho para a sua utilização em muitas indicações, especialmente na aceleração da OTM, protocolos de retenção e na redução da dor[10,11]

De tudo o que foi mencionado anteriormente, foi

benéfico comparar os efeitos de micro-osteoperfotações repetidas (MOPs) versus a abordagem dupla que é MOPs e Low level Lazer Therapy (LLLT) na aceleração do movimento dentário ortodôntico. Assim, este estudo foi realizado com o pressuposto de combinar ambas as técnicas com o objetivo de obter um efeito sinérgico resultante desta combinação.

Discussão
Ortodontia acelerada.

A procura de cuidados ortodônticos tem vindo a aumentar numa sociedade cada vez mais informada e consciente. Não só as crianças, mas também muitos adultos procuram tratamento ortodôntico para melhorar o seu bem-estar social e psicológico. Com os avanços futuristas, aumenta também a procura de tratamentos ortodônticos mais rápidos e eficazes.

As incidências de cárie, doença periodontal e reabsorção radicular também aumentam com tempos de tratamento mais longos. Assim, a possibilidade de acelerar a resposta biológica do ligamento periodontal e a remodelação alveolar é atractiva, uma vez que pode permitir uma movimentação dentária mais rápida e tempos de tratamento mais curtos .[12] As tentativas de acelerar o movimento dentário podem ser datadas da década de 1890, quase contemporâneas do trabalho inovador de Angle na ortodontia moderna .[13]

O movimento dentário ortodôntico ocorre na presença de estímulos mecânicos sequenciados pela remodelação do

osso alveolar e do ligamento periodontal (PDL). A remodelação óssea é um processo acoplado de reabsorção óssea (no local de pressão) e formação óssea (no local de tensão). O movimento dentário ortodôntico depende da quantidade de força aplicada e das respostas biológicas do PDL. A força aplicada sobre os dentes provoca alterações no microambiente em torno do PDL devido a alterações do fluxo sanguíneo, levando à secreção de diferentes mediadores inflamatórios, tais como citocinas, factores de crescimento, neurotransmissores, factores estimuladores de colónias e metabolitos do ácido araquidónico. Como resultado destas secreções, ocorre a remodelação do osso.[6]
A base biomolecular da OTM é fornecida por diferentes citocinas e mediadores celulares. Verificou-se que concentrações elevadas de citocinas, como as interleucinas IL-1, IL-2, IL-3, IL-6, IL-8 e o fator de necrose tumoral alfa (TNFα), desempenham um papel importante na remodelação óssea, sendo a mais importante a interleucina-1 (IL-1), que estimula a função dos osteoclastos através do

seu recetor nos osteoclastos. Outras citocinas que também estão envolvidas na aceleração do movimento dentário são o RANKL, que é uma proteína ligada à membrana nos osteoblastos que se liga ao RANK nos osteoclastos e causa osteoclastogénese. Outra citocina, a osteoprotegerina (OPG) compete com o RANKL na ligação aos osteoclastos para inibir a osteoclastogénese. As prostaglandinas são mediadores importantes do stress mecânico e desempenham um papel importante na estimulação da reabsorção óssea. Também actuam como vasodilatadores. O osso contém quantidades abundantes de fator de crescimento transformador (TGFß), que inclui activinas TGFß1, inibinas e proteína morfogenética óssea. Foi demonstrado que o TGFß aumenta a diferenciação dos osteoclastos em células hemopeóticas estimuladas com RANKL e M-CSE.[14] (Fig.) 1

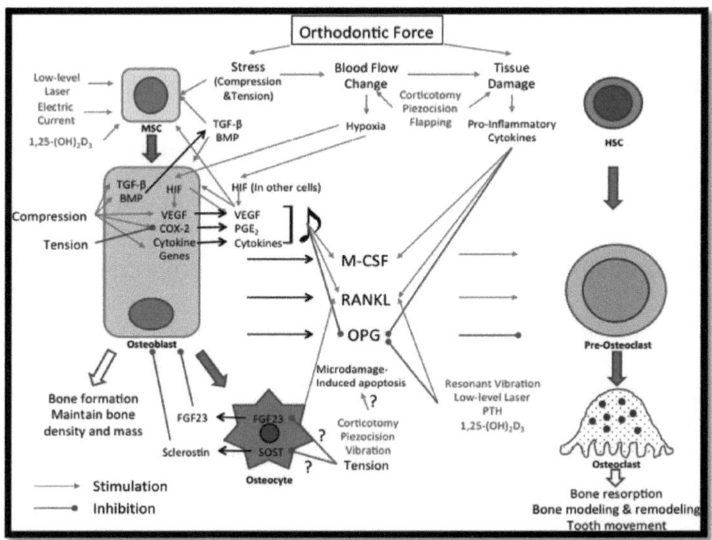

Fig. 1. Resumo dos mecanismos celulares e moleculares subjacentes à movimentação ortodôntica acelerada dos dentes. Os métodos para acelerar a movimentação dentária ortodôntica são mostrados em vermelho. Seta azul, estimulação; seta vermelha sem corte, inibição; MSC, células estaminais mesenquimais; HSC, células estaminais hematopoiéticas; HIF, fator induzido pela hipóxia; FGF, fator de crescimento de fibroblastos. Courtesy; Huang H, Williams RC, Kyrkanides S. Accelerated orthodontic tooth movement: molecular mechanisms. Am J Orthod Dentofacial Orthop. 2014;146(5):620-32.

Existem muitos métodos para acelerar o movimento dentário ortodôntico que podem ser classificados em termos gerais em Fármacos, Métodos Cirúrgicos e Métodos de Estimulação Física/Mecânica.

Vários fármacos têm sido utilizados desde há muito tempo para acelerar a movimentação dentária ortodôntica e têm obtido resultados de sucesso. Estes incluem a vitamina D, a prostaglandina, as interleucinas, a hormona paratiroide, o misoprostol, etc. Mas todos esses medicamentos têm um ou outro efeito adverso indesejado.[15] Por exemplo, a vitamina D, quando injectada na PDL, aumenta os níveis das enzimas LDH e CPK; a prostaglandina provoca um aumento generalizado do estado inflamatório e causa reabsorção radicular. Portanto, até o momento, não existe nenhum medicamento que possa acelerar a movimentação dentária ortodôntica com segurança.[6]

Os métodos cirúrgicos têm sido utilizados há muito tempo para acelerar a movimentação dentária. Estes métodos baseavam-se no princípio de que quando o osso é irritado cirurgicamente, é iniciada uma cascata de inflamação que provoca um aumento da osteoclastogénese, causando assim uma movimentação dentária mais rápida - Fenómeno de Aceleração Regional (RAP) ou Ortodontia Osteogénica

Periodontalmente Acelerada (PAOO). Harold M Frost explica o RAP como uma reação complexa dos tecidos dos mamíferos a diversos estímulos nocivos. Qualquer estímulo nocivo regional de magnitude suficiente num corpo normal parece evocar uma PAO. Parece que o tamanho da região afetada e a intensidade da sua resposta variam diretamente com a magnitude desse estímulo, embora em graus diferentes em indivíduos diferentes. Uma vez evocados, muitos processos vitais regionais em curso nos tecidos moles e duros aceleram acima dos valores normais. Coletivamente, estes processos acelerados representam o RAP[4]

No entanto, estes métodos eram invasivos e não eram bem aceites pelos doentes. Assim, surgiram novos métodos cirúrgicos com a ajuda da piezocirurgia, da fibrootomia, das micro-osteoperfurações, etc., que alcançam os mesmos resultados que os obtidos com a corticotomia convencional, mas com menor invasividade e morbilidade.[6]

Foi também demonstrado que a estimulação mecânica ou física do ligamento periodontal aumenta a velocidade da remodelação óssea. Foram utilizados muitos métodos para este fim, dos quais o laser e a vibração parecem ser os mais promissores. Está provado que actuam induzindo a osteoclastogénese através da indução da via RANK/RANKL e da indução de moléculas de sinalização como a MAPK (Mitogen-Activated Protein Kinase), c-fos e óxido nítrico. Estas modalidades também demonstraram reduzir a recidiva, a dor e a reabsorção radicular causadas pelas forças ortodônticas.[16,17]

A utilização de medicamentos para acelerar a OTM tornou-se obsoleta com o tempo, no entanto, foram experimentados, testados e investigados diferentes métodos cirúrgicos para estudar a sua eficácia na aceleração da OTM.

Os vários métodos cirúrgicos em ortodontia acelerada são:

Corticotomia, Piezocisão e Micro-osteperfuração (MOPs).

O procedimento de corticotomia convencional envolve a elevação de retalhos mucoperiósteos de espessura total, bucal e/ou lingual, seguida da colocação dos cortes de corticotomia utilizando micromotores sob irrigação ou instrumentos piezocirúrgicos. Isto pode ser seguido pela colocação de material de enxerto, sempre que necessário, para aumentar a espessura do osso.

Em 2001, Wilcko et al relataram que uma avaliação tomográfica computorizada de superfície de pacientes corticotomizados mostrou claramente um processo de desmineralização-remineralização localizado e transitório, consistente com o padrão de cicatrização acelerada do fenómeno aceleratório regional.[18] Foi comprovado por muitos autores o sucesso da aceleração do movimento dentário. Uma vez que se trata de um procedimento invasivo, existem desvantagens como a elevada morbilidade associada ao procedimento , a dor pós-operatória, o inchaço, a possibilidade de infeção e a necrose avascular.

Assim, é menos aceitável para o doente.

Para reduzir a morbidade associada à corticotomia convencional, Dibart et al, em 2009, introduziram um método de corticotomia minimamente invasivo e sem retalho, usando piezocirurgia. Na técnica, incisões verticais gengivais são feitas bucalmente e abaixo da papila interdental, tanto quanto possível, na gengiva anexa, usando um bisturi No.15 após a administração de anestesia local. Estas incisões devem ser suficientemente profundas para atravessar o periósteo e entrar em contacto com o osso cortical. De seguida, com recurso a instrumentação ultra-sónica (utilizaram um Piezótomo de inserção BS1), realizam os cortes de corticotomia a uma profundidade de 3 mm através das incisões previamente efectuadas[19] . Uma vez que este método apresentava um risco de lesão radicular, pois as incisões e corticotomias são efectuadas "às cegas".

Jorge et al, em 2013, sugeriram um método, denominado MIRO (Minimally Invasive Rapid Orthodontic procedure), utilizando um fio metálico como guia para a colocação das incisões e, posteriormente, o corte da corticotomia[20]

Micro-Osteoperações (MOP)

A micro-osteoperfuração (MOPs) é um procedimento em ortodontia no qual são criadas pequenas perfurações no osso à volta dos dentes para acelerar a taxa de movimentação dentária durante o tratamento ortodôntico. O procedimento MOPs pode ser efectuado pelo dentista/ortodontista de acordo com as necessidades clínicas, com pouco desconforto ou complicações para os pacientes. Este procedimento ativa a libertação de citocinas que, por sua vez, recrutam osteoclastos para a área para aumentar a taxa de reabsorção óssea.

Domínio de aplicação

Os limites superior e inferior dos MOPs podem ser determinados em relação à junção mucogengival (MGJ). Os MOPs devem ser colocados dentro da gengiva anexa até 1 mm apicalmente à junção mucogengival. Quando se observa uma resistência ao movimento da raiz, os MOPs são colocados mais apicalmente

O efeito máximo pode ser obtido quando as MOPs são aplicadas perto dos dentes alvo e longe dos dentes de ancoragem. As MOPs são feitas normalmente na superfície vestibular entre as raízes, no rebordo alveolar (em caso de extração), ou, se necessário, na superfície lingual entre as raízes (Fig. 2)

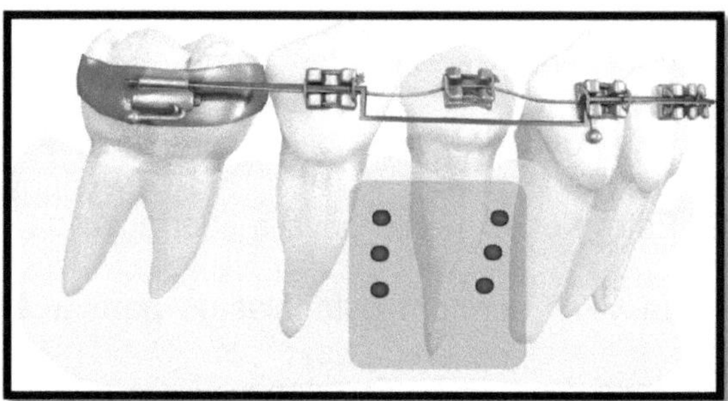

Fig. 2: Área de aplicação dos MOPs para estimulação catabólica

Cortesia: Sangsuwon C, Alansari S, Nervina J, Teixeira CC, Alikhani MJ. Micro-osteoperfurações em ortodontia acelerada. Clin Dent Rev.2018;2:(1)1-0.

Se o desenho mecânico permitir uma aplicação de força

precisa numa determinada direção, as MOPs devem ser aplicadas à volta do dente alvo para encorajar uma maior remodelação óssea. (Fig. 3a)

É possível encorajar o movimento na direção desejada, concentrando a aplicação da MOP numa direção, compensando as deficiências mecânicas na orientação de um movimento preciso (Fig. 3b).

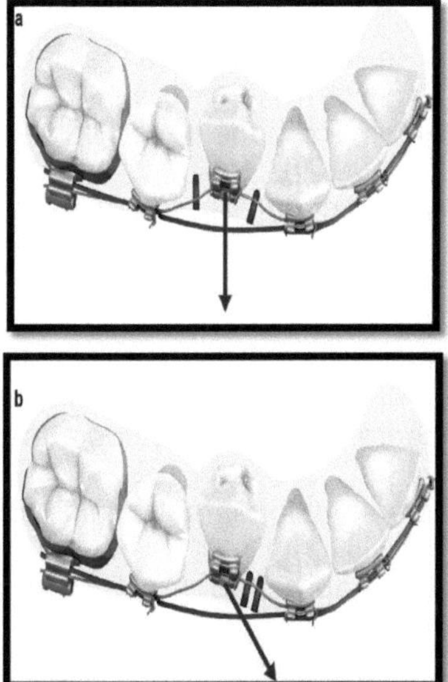

(Fig. 3) Aplicação estratégica de MOPs com base na direção de movimento pretendida. Em algumas configurações, como a utilização de um fio de sobreposição, a direção do movimento é ditada pelo fio e é difícil de controlar pelo clínico. (a) Os MOPs podem ser aplicados à volta do dente alvo para o movimento vestibular na direção da seta azul.

No entanto, (b) a aplicação de MOPs unilaterais facilita o deslocamento numa direção específica (mostrada pela seta azul) e permite que o clínico tenha um melhor controlo sobre a direção do movimento.

Cortesia: Sangsuwon C, Alansari S, Nervina J, Teixeira CC, Alikhani MJ. Micro-osteoperfurações em ortodontia acelerada.Clin Dent Rev.2018;2:(1)1-0.

A localização da raiz e a angulação devem ser consideradas durante a realização de MOPs. As MOPs devem ser aplicadas mesial e distalmente à raiz do dente a ser movimentado. As MOPs podem ser aplicadas nas placas corticais vestibular e lingual. A placa cortical vestibular é o local mais favorável para a colocação de MOPs.

No entanto, quando a placa cortical lingual afecta o movimento do dente, os MOPs podem ser aplicados na placa lingual. Neste sentido, são utilizados aparelhos contra-ângulo para facilitar a aplicação de MOPs na placa lingual[21]

Alikhani et al descrevem que, para reduzir ainda mais a natureza invasiva da irritação cirúrgica do osso, foi introduzido um dispositivo chamado Propel (Fig. 4 e 5), pela Propel Orthodontics. Chamaram a este processo Alveocentese, que se traduz literalmente por puncionar o osso . [7]

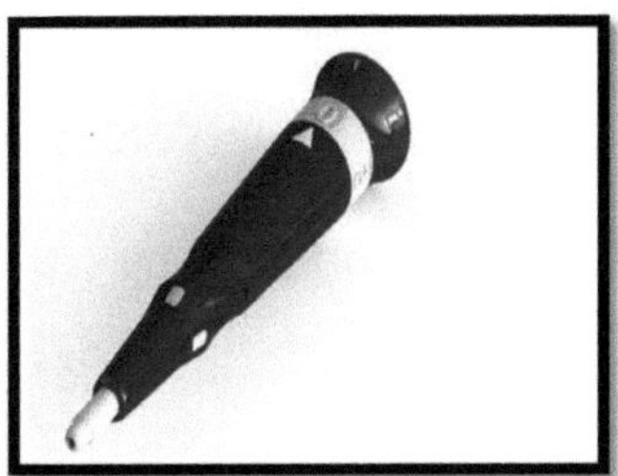

Fig. 4. Dispositivo de propulsão

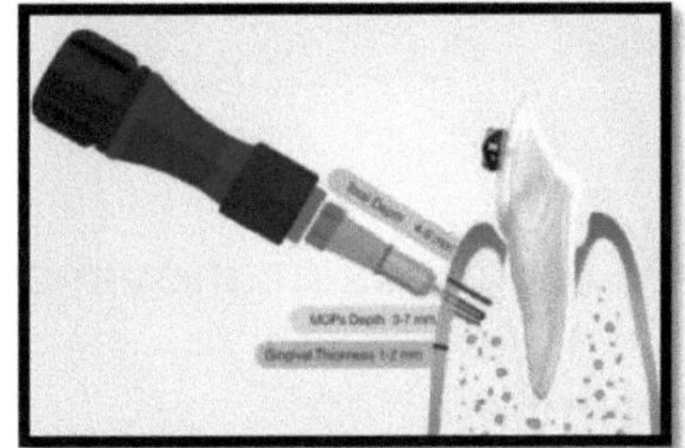

Fig. 5. Ilustração da aplicação do dispositivo Propel

Cortesia: Alikhani M, Raptis M, Zoldan B, Sangsuwon C, Lee YB, Alyami B, et al. Effect of micro-osteoperforations on the rate of tooth movement. Am J Orthod Dentofacial Orthop. 2013;144(5):639-48.[7]

Este dispositivo é fornecido como um dispositivo estéril descartável pronto a utilizar. O dispositivo tem um seletor de profundidade ajustável e uma seta indicadora no corpo do condutor. O seletor de profundidade ajustável pode ser posicionado para 0 mm, 3 mm, 5 mm e 7 mm de profundidade da ponta, dependendo da área de operação. Estudos anteriores em animais mostraram que a realização de micro-osteoperfurações (MOPs) no osso alveolar durante o movimento dentário ortodôntico pode estimular a expressão de marcadores inflamatórios, levando ao aumento da atividade dos osteoclastos e da taxa de movimento dentário.[7]

Efeito de MOPs repetidas na movimentação dentária ortodôntica

Até à data, temos muito poucas e contraditórias evidências na literatura baseadas em MOPs, com dados iniciais derivados de modelos animais e poucos ensaios clínicos em humanos produzindo resultados que são a favor e contra a técnica. É necessária investigação adicional para uma melhor compreensão da eficácia clínica da MOP em ortodontia

A técnica da micro-osteoperfuração tem sido bem sucedida tanto em humanos como em animais. Na MOP, os níveis de marcadores inflamatórios estão aumentados, e esta situação leva a um aumento da atividade osteoclástica e da velocidade de movimentação dentária. Ou seja, a taxa de retração do canino aumentou 2,3 vezes em comparação com o grupo de controlo, quando a MOP foi realizada com um dispositivo chamado Propel (Ossining, NY). Os pacientes relataram apenas um leve desconforto local no local das MOPs.[22]

Venkatachalapathy et al, depois de realizarem um estudo com a repetição de MOPs a cada 28 dias durante 84 dias, afirmaram que a taxa de retração dos caninos aumentou 2 vezes em comparação com o lado de controlo. Quando a MOP foi repetida três vezes, o canino superior mostrou um movimento dentário mais acelerado do que o canino inferior, o que foi estatisticamente significativo. Conclusivamente, as MOPs podem reduzir o tempo de tratamento ortodôntico em

62%. Portanto, as MOPs podem ser incorporadas à mecânica ortodôntica de rotina e em diferentes fases do tratamento, facilitando o alinhamento e a movimentação radicular, estimulando a remodelação óssea em áreas de osso alveolar deficiente e reduzindo o estresse sobre as unidades de ancoragem.[23]

A MOP com mini-parafusos aumenta a taxa de retração em quase 1,5 vezes. Pensou-se que o método MOP aumentou o movimento dentário ao induzir uma remodelação óssea mais rápida e também aumentou a quantidade de osteoclastos e a formação de novo osso nos lados do MOP.[7] Cheung et al. afirmaram que as MOPs facilitadas por mini-parafusos podiam acelerar efetivamente a movimentação dentária em ratos. Foi demonstrado que o aumento do número de perfurações pode aumentar o nível de citocinas e osteoclastogénese, o que pode aumentar a taxa de movimentação dentária. Assim, os clínicos devem selecionar o número de MOPs caso a caso e não se limitarem a 3.[24]

Attri S et al realizaram um ensaio clínico randomizado e concluíram que a MOP aumenta a taxa de movimentação dentária sem diferenças na perceção da dor[25] . Sivarajan S et al realizaram um estudo clínico randomizado de boca dividida para verificar o efeito da microperfuração osteo (MOP) na retração dos caninos suportados por mini-implantes utilizando aparelhos fixos e concluíram que a MOP pode aumentar a retração geral dos caninos suportados por mini-implantes durante um período de observação de 16 semanas, mas é pouco provável que esta diferença seja clinicamente significativa.[26] Da mesma forma, Feizbakhsh M et al também concluíram que a MOP aumenta a taxa de retração dos caninos e é um método menos dispendioso.[27] Enquanto Alkebsi A et al concluíram que a MOP não foi eficaz em acelerar a movimentação dentária.[28]

Muhammad Khan Asif et al investigaram os efeitos das micro-osteoperfurações (MOP) nas alterações do rácio volume ósseo/tecido mandibular (BV/TV) e na taxa de movimentação dentária ortodôntica, utilizando imagens de tomografia computorizada de feixe cónico.[28] E afirmaram que a taxa de movimentação dentária ortodôntica pode ser acelerada pela técnica de MOP com MOP frequentemente repetidas ao longo do tratamento. [29]

Métodos de estimulação física/mecânica.

Os métodos cirúrgicos, independentemente da técnica, continuam a ser, em certa medida, invasivos e, por conseguinte, têm as suas complicações associadas. Assim, surgiram os métodos não invasivos. Estas modalidades incluem o laser, a vibração, a corrente eléctrica direta, etc

Lasers.

Laser é o acrónimo de "Light Amplification by Stimulated Emission of Radiation" (Amplificação da Luz por Emissão Estimulada de Radiação) que remonta a cerca de 50 anos atrás. Em 1960, o primeiro laser funcional foi construído pelo físico americano Maiman nos Hughes Research Laboratories, utilizando um cristal de rubi sintético feito de óxido de alumínio e óxido de crómio.[9]

Em geral, os lasers são compostos por três partes principais: Uma fonte de energia, um meio ativo e um conjunto de dois ou mais espelhos que formam um ressonador. Os lasers utilizados na prática dentária variam entre comprimentos de onda de 488 nm e 10.600 nm.

Os lasers dentários podem ainda ser classificados de acordo com as seguintes caraterísticas [30]

- Tipo de emissão: Emissão espontânea ou emissão estimulada

- Potência de saída: Alta potência, média potência ou baixa potência

- Meio ativo: Estado líquido, gasoso ou sólido

- Tecido alvo: Tecido duro ou mole

- Potenciais danos biológicos: Classe I, Classe II, Classe III ou Classe IV.

Os lasers primários utilizados atualmente em medicina dentária são os lasers de árgon, dióxido de carbono (CO2), díodo, granada de ítrio-alumínio dopada com neodímio (Nd: YAG) e os lasers de érbio, granada de ítrio-alumínio dopadacom érbio (Er: YAG) e érbio, crómio: granada de ítrio-escândio-gálio (Er, Cr: YSGG), todos eles designados pelo seu conteúdo de meio ativo e estado de suspensão.[31] Durante o tratamento dentário, os efeitos do laser nos tecidos alvo dependerão do comprimento de onda, da potência de saída, da duração da exposição e da quantidade de energia fornecida ao tecido.

Efeitos da terapia laser de baixo nível na movimentação dentária ortodôntica

Na prática ortodôntica, os lasers têm muitas aplicações comuns, incluindo a aceleração do movimento dentário, a remodelação óssea, o condicionamento do esmalte antes da colagem, a descolagem de brackets cerâmicos e a redução da dor após a força ortodôntica, e a prevenção da desmineralização do esmalte. As aplicações em tecidos moles, como frenectomias, contorno gengival e alongamento de coroas, também podem ser efectuadas com lasers dentários.[31] (Fig. 6 e 7)

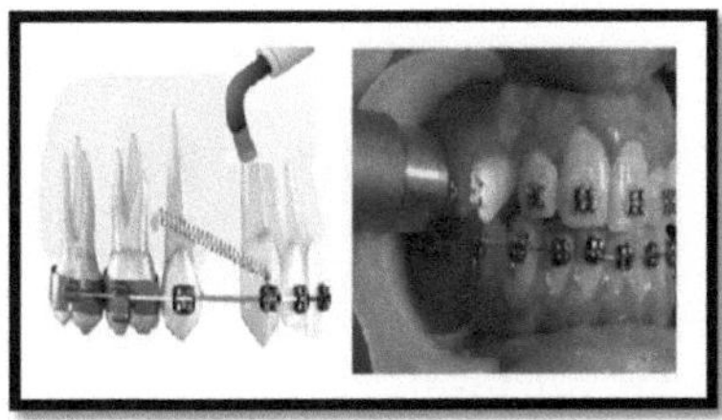

Fig. 6. Aplicação da terapia laser de baixa intensidade.

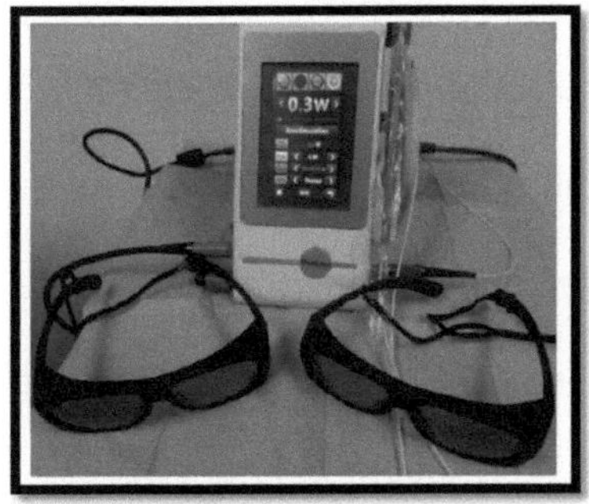

Fig. 7. Dispositivo laser e óculos de proteção

Cortesia: Abdelhameed AN, Refai WM. Avaliação do efeito da aplicação combinada de laser de baixa energia e micro-osteoperfurações versus o efeito da aplicação de cada técnica separadamente na taxa de movimentação dentária ortodôntica. Acesso livre Maced J Med Sci. 2018;6(11):2180

A fotobiomodulação ou terapia laser de baixa intensidade (LLLT) é uma das abordagens mais promissoras atualmente. O laser tem um efeito bioestimulador na regeneração óssea, que foi demonstrado na sutura palatina média durante a expansão palatina rápida e também estimula a regeneração óssea após fracturas ósseas e locais de extração. Verificou-se que a luz laser estimula a proliferação de osteoclastos, osteoblastos e fibroblastos, afectando assim a remodelação óssea e acelerando o movimento dentário.

O mecanismo envolvido na aceleração do movimento dentário é a produção de ATP e a ativação do citocromo C, como demonstrado pelo facto de a irradiação laser de baixa energia aumentar a velocidade do movimento dentário através do RANK/RANKL e do fator estimulador de colónias de macrófagos e da expressão do seu recetor.[32]

Experiências em animais demonstraram que o laser de baixa intensidade pode acelerar a movimentação dentária. Além disso, foram realizadas tentativas de ensaios clínicos em que foram utilizadas diferentes intensidades de laser, obtendo-se diferentes resultados. Kawasaki e Shimizu (2000) relataram que a terapia com laser de baixa intensidade pode ser uma técnica muito útil para a aceleração da movimentação dentária, pois aumenta a remodelação óssea sem efeitos colaterais para o periodonto. Um comprimento de onda de laser de 800 nm e uma potência de saída de 0,25 mW indicaram uma estimulação significativa do metabolismo ósseo, uma rápida ossificação e também uma aceleração do movimento dentário de 1,5 vezes em experiências com ratos[33.] Recentemente, num estudo de ensaio clínico, verificou-se que o comprimento de onda de laser utilizado num modo de onda contínua de 800 nm, com uma potência de 0,25 mW e uma exposição de 10 s, acelerou o movimento dentário 1,3 vezes mais do que o controlo. Num outro estudo realizado por Kau em 90 indivíduos (73 indivíduos de teste e 17 controlos), verificou-se uma alteração de 1,12 mm por semana nos indivíduos de teste contra 0,49 mm no grupo de controlo[32]

Seifi et al (2007) referiram que, atualmente, se sugere a aplicação de comprimentos de onda especiais de luz laser com densidades de energia investigadas para a remodelação óssea. A vantagem de tais irradiações em vez de produtos químicos ou medicamentos é o facto de não terem qualquer efeito sistemático negativo no corpo do doente. As interações dos lasers de baixa intensidade (LLL) com componentes ósseos foram estudadas em diferentes condições e com diferentes comprimentos de onda e densidades de energia no domínio da medicina. Consequentemente, os investigadores referiram que, como um dos comprimentos de onda, os lasers de "660 nm", com definições adequadas, aumentam o número ou a atividade dos osteoblastos superficiais e a espessura das células osteóides na área de irradiação. A luz LLL, com um comprimento de onda de 780 nm, conduz significativamente à regeneração das trabéculas ósseas nos pontos de lesões preparadas experimentalmente. Além disso, a atividade dos fibroblastos é afetada pela LLL, o que resultará em procedimentos de inflamação clinicamente diferentes e na redução da prostaglandina E2 no sangue. Como resultado, os doentes sentirão menos dor como efeito paralelo. A diminuição do nível de prostaglandina (prostaglandina E2) após a irradiação com LLL é registada[34]

Altan *et al.* avaliaram os efeitos da irradiação com laser de díodo de 820 nm na atividade de proliferação de células osteoclásticas e osteoblásticas e na libertação do ativador do recetor do ligando do fator nuclear-kappa B

(RANKL)/osteoprotegerina (OPG) durante o movimento dentário ortodôntico. Com base em parâmetros imunohistoquímicos, os autores concluíram que a LLLT acelera o processo de remodelação óssea, estimulando a proliferação e a função das células osteoblásticas e osteoclásticas durante a movimentação dentária ortodôntica.[35]

Cruz *et al.* (2008) investigaram pela primeira vez os efeitos da LLLT em humanos. Nos 11 pacientes do estudo, metade da arcada superior serviu como grupo de controlo, recebendo ativação mecânica dos dentes caninos a cada 30 dias. A metade oposta recebeu a mesma ativação mecânica, mas foi também irradiada com um laser de díodo. Os resultados do estudo mostraram uma aceleração significativamente maior da retração dos caninos no lado tratado com LLLT em comparação com o controle[36] . Além disso, Fujita *et al.* concluíram que a LLLT estimula o movimento dentário através da indução do ativador do recetor do fator nuclear-kappa B (RANK) e do RANKL. No seu estudo, o número de células que apresentaram imunorreacções positivas aos anticorpos primários de RANKL e RANK aumentou significativamente no grupo irradiado nos dias 2 e 3, em comparação com o grupo não irradiado[37] . Limpanichkul et al, em 2006, no entanto, obtiveram um resultado em que o laser de baixa intensidade não teve efeito aditivo no movimento dentário ortodôntico. A razão poderá ser a maior densidade de energia de 25 J por centímetro quadrado que utilizaram[38] . Kharat et al (2023), no seu estudo sobre a retração dos caninos assistida com LILT, referiram que o LILT é uma técnica inovadora e não invasiva que permite um movimento dentário ortodôntico rápido. A taxa de retração dos caninos aumenta quando é combinada com a ortodontia acelerada assistida por LILT, em comparação com a retração convencional dos caninos utilizando mini-implantes. A LLLT não pode proporcionar um alívio imediato da dor, mas mostra um alívio da dor após 24 a 48 horas.[39]

Efeito da abordagem dupla em ortodontia acelerada

As micro-osteoperfurações e a terapia com laser de baixa intensidade têm demonstrado resultados previsíveis na aceleração da movimentação dentária ortodôntica. Mas o efeito sinérgico das MOPs e da LLLT foi menos discutido. De acordo com Abdelhameed e Refai [42] As medições intra-orais diretas da taxa estatística de movimentação dentária ortodôntica com as MOPs foram superiores em quase 1,6 vezes em comparação com a terapia ortodôntica padrão num período de três meses. A análise estatística das medições intra-orais diretas da LLLT ilustrou que a taxa de movimentação dentária ortodôntica com a LLLT foi superior em quase 1,3 vezes em comparação com a terapia ortodôntica padrão num período de três meses. A capacidade da LLLT para acelerar a retração dos caninos pode ser explicada pelo efeito da LLLT no ativador do recetor do sistema do fator nuclear KB (RANK)/ ligando RANKL (RANKL)/ osteoprotegerina (OPG) que é essencial para a osteoclastogénese em animais e humanos. Além disso, a análise estatística das medições intra-orais diretas a partir de amostras em que tanto os MOPs como a LLLT são utilizados em conjunto ilustrou que a taxa de OTM no lado combinado de MOPs e LLLT foi superior em quase 1,8 vezes em comparação com a terapia ortodôntica padrão num período de três meses. O aumento da taxa de OTM na abordagem combinada de MOPs e LLLT pode explicar o efeito sinérgico que ocorre quando as duas técnicas são combinadas.[40]

Conclusão

Atualmente, o tratamento ortodôntico não exige apenas que se satisfaçam as exigências de harmonia funcional na oclusão e de estética, mas também que seja concluído no tempo mais eficiente e aceite pelo paciente e pelo ortodontista. É aqui que entra o papel fundamental da ortodontia acelerada na prática quotidiana.

As tentativas de acelerar a movimentação dentária remontam à década de 1890. Os métodos para acelerar o movimento dentário ortodôntico são cirúrgicos (invasivos), farmacológicos e por vários estímulos físicos ou mecânicos.

Uma vez que os métodos invasivos, como a corticotomia, causam uma elevada morbilidade associada ao procedimento, conduzindo a complicações pós-operatórias, o método minimamente invasivo que consiste em micro-operações (MOPs) é mais aceitável. Os métodos de estimulação não invasivos - físicos ou mecânicos, como os lasers e as vibrações, também são benéficos para acelerar o movimento dentário ortodôntico.

Tanto os MOPs repetidos como a Terapia Laser de Baixo Nível (LLLT), quando usados separadamente, têm proporcionado efeitos positivos na aceleração do movimento dentário ortodôntico. Mas o efeito sinérgico da combinação de MOPs repetidas e LLLT tem sido menos pesquisado e, portanto, menos discutido. Estudos demonstraram que quando a MOP é repetida três ou mais vezes, aumenta a taxa de movimentação dentária ortodôntica.

Existem muitos estudos que concluem que as técnicas MOPs e LLLT, como modalidades separadas, provaram acelerar a taxa de retração dos caninos durante o tratamento ortodôntico. A técnica de MOPs pode acelerar a taxa de retração dos caninos mais do que a aplicação de LLLT em comparação com a técnica padrão de retração dos caninos.

Mas a combinação de MOPs e LLLT tem muito poucas evidências científicas para provar que existe um efeito estatisticamente significativo na aceleração do movimento dentário ortodôntico.

Até agora, foram realizados poucos estudos sobre o tema, pelo que o resultado exato do efeito de MOPs repetidas vs. abordagem dupla em ortodontia acelerada só pode ser obtido com a ajuda de futuras investigações e estudos.

REFERÊNCIAS

1. Proffit WR, Fields HW. Ortodontia Contemporânea. 4ª edição. St. Louis USA: Mosby; 2007: 686-718.
2. Ribeiro GLU, Jacob HB. Entendendo as bases do fechamento de espaços em ortodontia para um tratamento ortodôntico mais eficiente. Dent Press J Orthod. 2016; 21:115-25
3. Nanda R, Kuhlberg A, Uribe F. CAPÍTULO 10 - Bases biomecânicas do fechamento de espaços de extração. In: Saint Louis NR, editor. Biomecânica e Estratégias Estéticas em Ortodontia Clínica: W.B. Saunders; 2005. p. 194-210
4. McLaughlin RP, Bennett JC. Controlo da ancoragem durante o nivelamento e alinhamento com um sistema de aparelhos pré-ajustados. J Clinical Orthodontics. 1991;25(11):687-96.
5. Talapaneni AK, Supraja G, Prasad M, Kommi PB. Comparação das alterações dentárias sagitais e verticais durante a primeira fase do tratamento

ortodôntico com prescrição MBT vs ROTH. Indian J Dental Res. 2012;23(2):182-6

6. Zablocki HL, McNamara JA Jr, Franchi L, Baccetti T. Efeito do arco transpalatino durante o tratamento de extração. Am J Orthod Dentofacial Orthop. 2008 Jun;133(6):852-60
7. Gainsforth BL, Higley LB. Um estudo das possibilidades de ancoragem ortodôntica no osso basal. Am J Orthod Oral Surg 1945;31:406-17
8. Linkow LI. O implante de lâmina endóssea e a sua utilização em ortodontia. Int J Orthod 1969;7:149-54
9. Creekmore TD, Eklund MK. A possibilidade de ancoragem esquelética. J Clin Orthod 1983;17:266-9
10. Roberts WE, Smith RK, Zilberman Y, Mozsary PG, Smith RS. Adaptação óssea à carga contínua de implantes endósseos rígidos. Am J Orthod 1984;86:95-111

11. Block MS, Hoffman DR. Um novo dispositivo para ancoragem absoluta em ortodontia. Am J Orthod Dentofacial Orthop 1995;107:251-8. 9.

12. Graber, Vanarsdall, Vig. Orthodontic Current Principles And Technique. 5th Ed. St. Louis USA: Mosby; 2011.

13. Moyers RE. Sistemas de Força e Respostas dos Tecidos às Forças em Ortodontia: Hand Book of Orthodontics. 4ª Edição.

14. Singh P, Cox S. Arco palatino de Nance: uma história de precaução. J Orthod. 2009 Dec;36(4):272-6.

15. Ayala Perez C, de Alba JA, Caputo AA, Chaconas SJ. Retração de caninos com o aparelho extrabucal J hook. Am J Orthod. 1980 Nov;78(5):538-47.

16. Sharma M, Sharma V, Khanna B. Implante de mini-parafuso ou reforço de ancoragem mediado por arco transpalatino durante a retração do canino: um ensaio clínico aleatório. J Orthod. 2012 Jun;39(2):102-10.

17. Melsen B, Bosch C. Diferentes abordagens à ancoragem: um estudo e uma avaliação. Angle Orthod. 1997;67(1):23-30.
18. Turley PK, Kean C, Schur J, Stefanac J, Gray J, Hennes J, et al. Aplicação de força ortodôntica a implantes endósseos de titânio. Angle Orthod 1988;58:151-62.
19. Lewis PD. Encerramento de espaços em casos de extração. Am J Orthod. 1950;36:172-91.
20. Kecik D. Comparação de dispositivos de ancoragem temporária e reforço de ancoragem mediado por arco transpalatino durante a retração do canino. Eur J Dent. 2016 Out-Dez;10(4):512-516.
21. Graber TM. O aparelho edgewise na prática de rotina. Am J Orthod. 1960;46:1-23.
22. Tian H, Xie C, Lin M, Yang H, Ren A. Eficácia dos dispositivos ortodônticos de ancoragem temporária na retração dos caninos e na preservação da ancoragem durante a técnica dos dois passos: uma revisão

sistemática e meta-análise. BMC Saúde Oral. 2020 Oct 10;20(1):278.

23. Herman RJ, Currier GF, Miyake A. Ancoragem de mini-implantes para retração do canino superior: um estudo piloto. Am J Orthod Dentofacial Orthop. 2006 Aug;130(2):228-35.

24. Fitrisha, Noreen & Sinniah, Saraswathy & Dasor, Assoc Prof Dr Maryati. Comparação de três métodos de ancoragem ortodôntica: Um Estudo Prospetivo. J. Int. Dent. Med. Res. 2019;12 (1)

25. Schwaninger B. Avaliação do conceito de fio de arco reto. Am J Orthod. 1978;74:188-96

26. Rizk MZ, Mohammed H, Ismael O, Bearn DR. Eficácia da retração em massa versus retração em dois passos: uma revisão sistemática e meta-análise. Prog Orthod. 2018 Jan 5;18(1):41.

27. Boester CH, Johnston LE. Uma investigação clínica dos conceitos de força diferencial e óptima na retração de caninos. Angle Orthod 1972;44:113-9.

28. Asif MK, Ibrahim N, Sivarajan S, Teh NH, Wey MC. Evidência óssea por detrás da técnica de micro-osteoperfuração na aceleração do movimento dentário ortodôntico: Um estudo de 3 meses. Am J Orthod Dentofacial Orthop. 2020;158(4):579-86.

29. Aksakalli S, Balaban A, Nazaroglu K, Saglam E. Movimento dentário acelerado com mini-parafusos ortodônticos. Case Rep Dent. 2017;

30. Harris DM, Pick RM. Física do laser. Em: Miserendino LJ, Pick RM, editores. Lasers em Medicina Dentária. Singapura: Quintessence Publishing Co, Inc.; 1995. p. 2738-.

31. Nalcaci R, Cokakoglu S. Lasers em ortodontia. Eur J Dent 2013; 7(1):119-25.

32. Sharma M, Sharma V, Khanna B. Implante de mini-parafuso ou reforço de ancoragem mediado por arco transpalatino durante a retração do canino: um ensaio clínico aleatório. J Orthod. 2012 Jun;39(2):102-10.

33. Wehrbein H, Glatzmaier J, Mundwiller U, Diedrich P. O orthosystem - um novo sistema de implantes para ancoragem ortodôntica no palato. J Orofac Orthop 1996;57:142-53.

34. Glatzmaier J, Wehrbein H, Diedrich P. Implantes biodegradáveis para ancoragem ortodôntica. Um estudo biomecânico preliminar. Eur J Orthod. 1996 Oct;18(5):465-9.

35. Thiruvenkatachari B, Pavithranand A, Rajasigamani K, Kyung HM. Comparação e medição da quantidade de perda de ancoragem dos molares com e sem a utilização de ancoragem de implantes durante a retração dos caninos. Am J Orthod Dentofacial Orthop. 2006 Abr;129(4):551-4.

36. Gray JB, Steen ME, King GJ, Clark AE. Estudos sobre a eficácia dos implantes como ancoragem ortodôntica. Am J Orthod. 1983 Apr;83(4):311-7.

37. Fujita S, Yamaguchi M, Utsunomiya T, Yamamoto H, Kasai K. O laser de baixa energia estimula a velocidade

de movimentação dentária através da expressão de RANK e RANKL. Orthodontics & craniofacial research. 2008;11(3):143-55.

38. Block MS, Hoffman DR. Um novo dispositivo de ancoragem absoluta para ortodontia. Am J Orthod Dentofacial Orthop. 1995 Mar;107(3):251-8.

39. Greenspan, R. A.: Gráficos de referência para aplicação de força extra-oral controlada em molares superiores, AM. J. ORTHOD. 197158: 486-49

40. Schnelle MA, Beck FM, Jaynes RM, Huja SS. Uma avaliação radiográfica da disponibilidade de osso para colocação de mini-implantes. Angle Orthod. 2004 Dec;74(6):832-7.

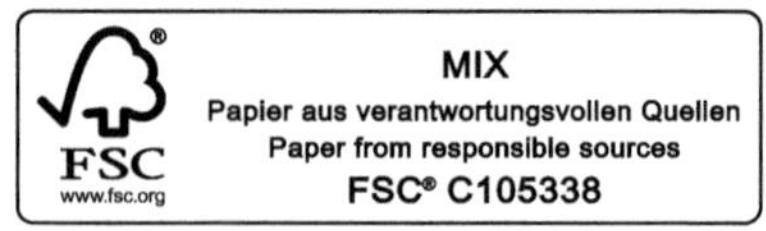

Printed by Books on Demand GmbH, Norderstedt / Germany